A. CHARRIER

Interne des Hôpitaux

éat de la Faculté et des Hôpitaux

—⸺

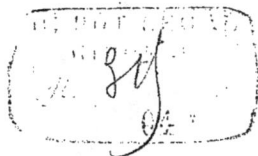

MODIFICATIONS URINAIRES

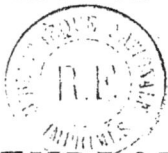

CONSÉCUTIVES A

L'EMPLOI DU SUC INTESTINAL

(Travail du Service du Dr Rondot)

BORDEAUX

IMPRIMERIE G. GOUNOUILHOU

9-11, RUE GUIRAUDE, 9-11

—

1904

A. CHARRIER

Interne des Hôpitaux
Lauréat de la Faculté et des Hôpitaux

—◦◦—

MODIFICATIONS URINAIRES

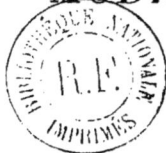

CONSÉCUTIVES A

L'EMPLOI DU SUC INTESTINAL

(Travail du Service du Dʳ Rondot)

BORDEAUX

IMPRIMERIE G. GOUNOUILHOU

9-11, RUE GUIRAUDE, 9-11

—

1904

MODIFICATIONS URINAIRES

CONSÉCUTIVES A

L'EMPLOI DU SUC INTESTINAL

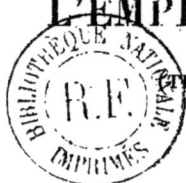

(TRAVAIL DU SERVICE DU Dr RONDOT)

PAR

A. CHARRIER

Interne des Hôpitaux de Bordeaux.
Lauréat de la Faculté et des Hôpitaux.

L'opothérapie date à peine de quinze ans, et c'est Brown-Sequard qui, le 1er juin 1889, posa la question à la Société de Biologie. Les membres de cette Société, on le sait, le tournèrent légèrement en ridicule lorsqu'il annonça qu'en triturant des testicules de cobaye et en injectant sous sa peau cette préparation dissoute dans de la glycérine, il trouvait qu'en lui disparaissaient la faiblesse et la décrépitude de la vieillesse.

Cette communication, si critique qu'elle fût, n'en ouvrait pas moins la voie à une thérapeutique nouvelle.

Puis d'Arsonval et Variot reprirent, dans une autre direction, les expériences du grand physiologiste; bientôt alors, à côté du suc glycériné testiculaire, on essayait avec succès le suc de divers autres organes.

Si l'on avait ri au début de la communication de

---

(1) Communication faite à la Société d'Anatomie et de Physiologie de Bordeaux dans la séance du 19 septembre 1903.

Brown-Sequard, on se lançait maintenant à corps perdu dans cette nouvelle médication.

Loin de vouloir faire ici l'historique de l'opothérapie, n'oublions pas cependant que, ainsi appelée par Landouzy, la médication organique n'était pas créée par Brown-Sequard; elle n'était que rajeunie, peut-être d'ailleurs, mais la chose est peu probable, à son insu. Sans parler de presque tous les extraits dont les anciens firent un usage immodéré, et en passant par la poudre d'ongles (que cite M. le professeur Arnozan dans sa *Thérapeutique)*, toutes ces préparations tombèrent dans l'oubli profond jusqu'à l'époque où Brown-Sequard sut se souvenir qu'elles avaient existé.

En ce qui nous concerne, il nous est impossible d'affirmer que le suc intestinal ait été employé jadis, car nos recherches personnelles et les données bibliográphiques sont insuffisantes à cet égard [1]; mais, presque assurément, nos anciens en ont fait usage dans une foule de dyspepsies et de troubles chimiques et moteurs du tube gastro-intestinal.

Comment agissent ces préparations? c'est là le problème encore discuté aujourd'hui, élargi et simplifié cependant, mais obscur toutefois; les anciens pensaient ainsi : chaque organe contient dans sa substance les éléments nécessaires à sa nutrition; il apporte donc au sujet dont ce même organe est malade les éléments les plus favorables pour le réparer, le guérir et le mettre à même de marcher régulièrement. Aujourd'hui, et Brown-Sequard a émis surtout cette opinion, nous pensons, de plus, à des phénomènes assez mystérieux et tout aussi importants. Au lieu de vivre isolés pour ainsi dire les uns des autres, tous les organes, les glandes,

[1] Brunet. L'Opothérapie avant Brown-Sequard (*Archives cliniques de Bordeaux,* 1898

surtout les glandes sans canal excréteur, versent à chaque instant dans la circulation veineuse des produits, la plupart inconnus (exception faite, cependant, pour quelques cas rares), qui servent à la nutrition des autres organes. Voici, à peu près résumées, les théories actuellement admises, et nous allons voir, maintenant, de quelle façon elles peuvent s'appliquer a la thérapeutique de l'appareil digestif ou de ses annexes et au suc intestinal.

L'idée de traiter certaines affections gastriques ou intestinales par le suc intestinal n'est certes pas nouvelle, nous l'avons dit, mais elle a été particulièrement étudiée, depuis quatre ou cinq ans environ, par Henriquez et Hallion, aussi bien au point de vue clinique qu'expérimental.

A ce sujet, il nous semble utile de rappeler, de résumer plutôt, les résultats de l'expérimentation et de montrer en quelques mots ce qu'est le suc intestinal.

Tout d'abord, la muqueuse intestinale a donné dans le sérum artificiel une macération que Doubre a utilisée pour pallier les effets de la stercorhémie dans les cas d'étranglement herniaire ou interne : ces résultats n'ont pas paru désavantageux, s'ils n'ont pas été toutefois brillants. C'est à Pawlow, et à ses élèves surtout, que l'on arrive pour avoir des lignes physiologiques nettes sur la chymification, sur le pouvoir digestif de certains ferments gastriques et sur l'existence d'un ferment soluble extrait du duodénum et du jejunum, et qu'il juge capable d'améliorer les dyspepsies intestinales.

Un des points capitaux qui résulte de la série de leurs expériences et qui sert de base presque exclusive à ce petit travail est le suivant :

1° Le contact de toute solution acide suffisamment concentrée avec la muqueuse duodéno-jéjunale est l'excitant physiologique de la sécrétion pancréatique : ce phénomène a été attribué par eux à un ordre réflexe, et on lui a donné le nom de réflexe acide.

2° D'autre part, ces expériences sont renouvelées ailleurs par Bayliss et Starling, qui injectent un extrait acide et provoquent immédiatement, au niveau de la muqueuse duodéno-jéjunale, une sécrétion : à cet extrait, ils donnent le nom de sécrétine.

Ces quelques données, basées sur des faits physiologiques bien constatés, sont repris de nouveau par Henriquez et Hallion qui, arrivant à des conclusions plus complètes, mais d'ordre similaire, établissent les conclusions suivantes :

1° La sécrétine renforce non seulement la sécrétion de la muqueuse gastro-intestinale, mais encore de la sécrétion biliaire (quelque temps après, cette proposition est confirmée ailleurs par Henry, Fortier et Falloin).

2° L'*ingestion* et l'*injection* d'*extrait* produisent tous deux un phénomène univoque. Ce dernier point est à retenir en ce qui nous concerne, puisque nous nous sommes servis seulement de l'ingestion.

Donc, il s'agit non d'un réflexe, contrairement à l'assertion de Pawlow, mais de la production d'un corps, la sécrétine, qui va impressionner le *foie* et le *pancréas*.

Ces expériences sont plus tard renforcées par l'addition de résultats tout aussi positifs et de même nature; en effet, Froin, Delegenne, de l'école pasteurienne, montrent que l'action de la sécrétine s'étend au delà de l'iléon à tout le tube intestinal; à cela, Henriquez et Hallion ([1]) ajoutent encore que par leurs injections dans

([1]) Henriquez et Hallion. La Sécrétine (*Presse médicale,* 13 déc. 1901 ; janv. 1903).

l'épaisseur des tuniques intestinales, ils ont nettement vu se produire des contractions intestinales, montrant ainsi que la sécrétine avait un pouvoir excito-moteur.

C'est là que s'arrêtent, à peu près, toutes les conclusions des expériences physiologiques qu'ont entreprises ces différents auteurs : e domaine de la clinique jusqu'alors, en avait été presque totalement exclu, et c'est Henriquez et Hallion qui ont essayé d'appliquer ces vues nouvelles aux divers cas hospitaliers de la pathologie stomacale et intestinale. Ces deux auteurs, trouvant que l'on accordait de l'importance aux seules perturbations fonctionnelles de l'estomac, ont tenté de se rendre compte de la part qui revenait, dans ces phénomènes morbides, à l'intestin, et ont admis que, peut-être, il se trouvait des maladies dues à cette fonction spécialisée de la muqueuse intestinale, c'est-à-dire à l'hyper ou à l'hypoproduction de sécrétine. Ils ont, à cet effet, étudié 17 malades, à qui ils ont donné des enveloppes de gluten contenant de l'acide tartrique. Chez la plupart d'entre eux, l'amélioration a été obtenue très durable.

C'est dans le même but et poussés par les idées qu'avaient soulevées Pawlow et qu'avaient développées Hallion et Henriquez que nous avons essayé non l'injection de préparations acides, mais bien l'ingestion d'extrait même de la muqueuse duodéno-jéjunale de veau, supposant que, d'après le principe de l'opothérapie, cet extrait acide aurait, sur la muqueuse à peu près semblable de l'homme, des résultats plus rapides et plus réels.

Nous avons donné le suc intestinal dans le diabète gras, dans le diabète maigre et dans la tuberculose intestinale, admettant que quelques-uns des troubles de la sécrétion biliaire, pancréatique, intestinale, ou même de la sécrétion interne que l'on relève dans ces différentes affections, étaient peut-être plus ou moins directement provoqués par des perturbations dans la fonction sécrétinique.

D'ailleurs, étant données toutes les hypothèses que l'on a émises sur la genèse du diabète et qui montrent l'état d'incertitude dans lequel la science se trouve actuellement sur sa véritable origine, qui sait s'il n'existe pas un diabète uniquement dû aux modifications, à l'absence ou à l'hyper-fonctionnement de la muqueuse intestinale, et peut-être même de la fonction sécrétinique en particulier?

Avant tout, disons quel est le suc intestinal que nous avons employé et de quelle façon M. le Dr Lemaire, pharmacien des hôpitaux, l'a préparé à cet usage.

Préparation du suc duodénal.

On prélève à l'abattoir, sur un veau sain, au moment même de l'enlèvement des viscères, la partie supérieure du duodénum; aussitôt l'arrivée au laboratoire, on débarrasse avec précaution, sous un courant d'eau froide, le segment duodénal des matières étrangères qui s'y trouvent; on le lave soigneusement dans des récipients aseptiques, d'abord à l'eau stérilisée, puis au sérum à 9 grammes de chlorure de sodium par litre.

La graisse et la tunique séreuse sont enlevées; on laisse la totalité de la couche muqueuse, partie essentielle de l'intestin au point de vue physiologique, en rejetant autant que possible les fibres lisses et la tunique celluleuse; la portion intestinale choisie est divisée en menus fragments, placée dans un matras à fond plat stérilisé et taré; on y ajoute deux fois son poids de glycérine officinale et on laisse macérer vingt-quatre heures dans un endroit frais. Au bout de ce laps de temps, on additionne de deux parties et demie de sérum artificiel stérilisé et, après agitation, on filtre aseptiquement au papier. On a ainsi un suc duodénal limpide dont le titre est environ à un cinquième.

Après l'avoir divisé en petits flacons préalablement stérilisés, on le conserve en lieu frais.

Il y aurait peut-être avantage à acidifier le mélange avec de l'acide tartrique; mais, tel qu'il est, il n'en reste pas moins acide et rougit le papier bleu de tournesol.

OBSERVATIONS

Nos observations ont porté sur cinq diabétiques et sur une tuberculose intestinale. Nous regrettons de n'avoir pu trouver d'autres malades présentant cette dernière affection, car les résultats que donne le suc intestinal y sont suffisamment intéressants.

Pour chacun de ces malades, nous avons donné, dès le début du traitement, le suc intestinal, en dehors de toute autre médication, la médication alcaline en particulier, et nous avons pour chacun d'eux également fait une contre-épreuve, c'est-à-dire laissé le malade sans aucun traitement pendant une certaine période, pour bien pouvoir se rendre compte de la part qui revenait au suc intestinal. Nous ferons, de plus, remarquer en passant que, dans certaines de ces observations (observation I entre autres), le malade ne pouvait, en temps ordinaire, se passer de médication et de régime anti-diabétique sans tomber dans une aggravation toujours notable. Avec le suc intestinal, qui à

(1) Consulter pour la bibliographie de la sécrétine : Société de Biologie, 1903, 14 mars; Congrès de Madrid (section de physiologie), 1903, avril.

A. CHARRIER.   1.

lui seul a été suffisant, ils ont toujours pu s'alimenter et sans suivre d'une façon bien stricte le régime alimentaire antidiabétique.

Voici le résumé des observations :

OBSERVATION I.

D. J..., vingt-sept ans, salle 18, lit n° 39.

Antécédents héréditaires. — Ne présente rien de particulier à signaler.

Le père et la mère sont très bien portants encore.

Pas d'arthritisme.

Antécédents personnels. — Jamais de maladie à noter.

Travaille la terre pendant toute sa jeunesse.

Début du diabète assez brusque et inaperçu au commencement de l'année 1901.

Après son service militaire, à la suite d'un traumatisme qu'il ne peut pas préciser, il est pris de faiblesse musculaire. Inappétence et amaigrissement.

Ne pouvant continuer le travail pénible de la campagne, il vient à l'hôpital. On examine ses urines, et on trouve 60 grammes de sucre par litre environ.

Traitement antidiabétique par régime et alcalins est institué.

Il entre salle 13, au mois d'octobre. A ce moment, il tousse et on constate la présence d'un foyer de craquements humide au hile du poumon droit et gauche. Il commence de la tuberculose.

Examen du sang, qui montre de l'hyperglycémie.

Epreuve du salol positive. Il s'agit d'un diabétique pancréatique.

L'analyse des urines est faite et on trouve :

Volume remis au laboratoire..... 1,250 gr.
— des vingt-quatre heures.. 7 l. 200

Caractères généraux :

Densité à + 15°.............. 1,032
Réaction.................... alcaline.
Couleur .... jaune.
Aspect..................... un peu trouble.
Sédiment................... nul.

Eléments normaux :

Urée	5 gr. 20
Acide pho ph. total en P²O⁵...	0,92
Chlorure de sodium	3,12

Eléments anormaux :

Albumine	néant.
Glucose	73 gr. 20
Pigments biliaires	néant.
Acétone	grande quantité.

Examen microscopique du sédiment : phosphate ammoniaco-magnésien.
Institution du traitement par le suc intestinal : dix centicubes. Prise du médicament : trois heures après chaque repas.
Alimentation sans régime précis : le malade prend ce qui lui fait plaisir.
Pas d'alcalins.
Huit jours après, le malade se trouvant bien, on fait une nouvelle analyse :

| Volume remis au laboratoire | 1,250 gr. |
| — des vingt-quatre heures | 7 litres. |

Caractères généraux :

Densité à + 15°	1,030
Réaction	acide.
Couleur	jaune pâle.
Aspect	limpide.
Sédiment	très faible.

Eléments normaux :

Urée	6 gr. 70
Acide phosphorique total	0,40 cent.
Chlorure de sodium	3,19

Eléments anormaux : -

Albumine	néant.
Glucose	48 gr.
Pigments biliaires	néant.
Acétone	grande quantité.

Examen microscopique du sédiment :

On remarque déjà que les urines sont plus limpides; à peu près égales cependant aux précédentes comme quantité, mais elles contiennent beaucoup moins de sucre (15 grammes par litre, soit 105 grammes par 24 heures).

L'urée est, de plus, chose importante dans le diabète, notablement augmentée dans son excrétion.

Nouvelle analyse d'urine huit jours plus tard, le traitement par le suc se poursuivant toujours :

> Volume remis au laboratoire.... 800 gr.
> — des vingt-quatre heures. 7 l. 200

Caractères généraux :

> Densité à + 15°.............. 1,029
> Réaction.................... acide.
> Couleur .... jaune pâle.
> Aspect..................... trouble.
> Sédiment................... très faible.

Eléments normaux :

> Urée...................... 8 gr. 10
> Acide phosphorique total..... 0.64 cent.
> Chlorure de sodium .... 5 gr.

Eléments anormaux :

> Albumine .... néant.
> Glucose.................... 47 gr.
> Pigments biliaires........... néant.
> Acétone................... grande quantité.

Examen microscopique du sédiment : *Néant.*

Même constatation que pour la précédente analyse : urines dont le sucre diminue progressivement et présentant de l'urée et des chlorures en plus grande quantité.

Le malade, qui se trouve bien, prétend que la polyurie nocturne a diminué.

L'acétone existe encore, attestant ainsi que l'état reste grave.

Digestions bonnes. Selles normales.

Contre-épreuve. — Pendant quinze jours environ, le malade est privé de suc intestinal. L'état chimique des urines s'aggrave notablement.

Analyse :

Volume remis au laboratoire....... 6 l. 900
— des vingt-quatre heures ... *id.*

Eléments normaux :

Urée........................ 5 gr, 70
Acide phosphorique total....... 0,40 cent.
Chlorure de Na.............. 5 gr.

Caractères généraux :

Densité à + 15°.............. 1,031
Réaction .... acide.
Couleur..................... jaune.
Aspect...................... un peu trouble.
Sédiment.................... faible.

Eléments anormaux :

Albumine.................... néant.
Glucose .... 68 gr.
Pigments biliaires............ néant.
Acétone .... assez grande quantité.

Examen microscopique du sédiment : *Néant.*

La quantité de sucre a augmenté et se trouve de nouveau à 68 grammes. L'urée et les chlorures ont diminué. L'état s'est aggravé notablement au point de vue de la qualité des urines.

Il y a de l'acétone toujours en assez grande quantité.

A ce moment, on redonne du suc intestinal à double dose : 20 centicubes.

Huit jours après, analyse :

Volume remis au laboratoire .... 7 litres.
— des vingt-quatre heures.......... *id.*

Caractères généraux :

Densité à + 15°............	1,031
Réaction...................	acide.
Couleur....................	jaune pâle.
Aspect.....................	limpide.
Sédiment...................	presque nul.

Eléments normaux :

Urée.......................	7 gr. 10
Acide phosphorique.........	0,22 cent.
Chlorure de Na.............	5 gr. 50

Eléments anormaux :

Albumine...................	néant.
Glucose....................	62 gr.
Pigments biliaire..........	néant.
Présence d'acétone.	

Examen microscopique du sédiment : *Néant.*

Pas de diminution du sucre urinaire, mais augmentation de l'urée excrétée et présence seulement de l'acétone, alors qu'il y en avait grande quantité auparavant.

Le malade, qui avait des diabétides génitales, les voit s'améliorer légèrement. Quelque temps après, il sort spontanément de la salle pour aller se reposer à la campagne. Il y meurt subitement deux jours après.

Ce qu'il y a à noter dans cette observation, c'est d'abord l'état de diabète avancé, compliqué de tuberculose pulmonaire, dans lequel le malade est arrivée.

Malgré cette situation, on peut se rendre compte que le suc intestinal sans l'adjonction d'aucun autre adjuvant, sans même le régime antidiabétique, a pu produire, à lui seul, une amélioration dans la qualité chimique des urines, c'est-à-dire diminution du sucre. Et, ce qui est capital à noter chez un diabétique, augmentation de l'urée et des chlorures.

La contre-épreuve, faisant remonter le sucre et diminuer l'urée, montre la part légitime qui semble revenir au suc intestinal.

Courbure de la quantité de glaçon par 24 heures
avant, pendant et après le traitement par le suc (malade n° 1).

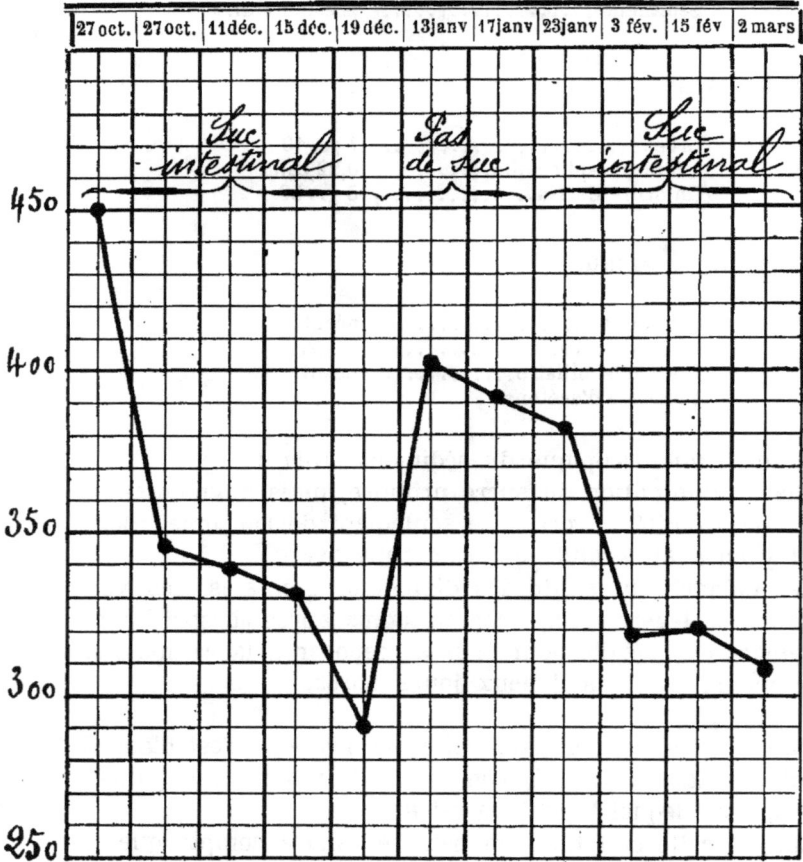

OBSERVATION II.

Z. M..., soixante-quinze ans, salle 4, lit n° 11.
Vient à l'hôpital pour un diabète déjà soigné.
Antécédents héréditaires. — Père mort apoplexie. Mère
morte fluxion de poitrine. Une sœur bien portante.
Antécédents héréditaires. — Père mort apoplexie. Mère
jamais eu de maladies dans l'enfance. Elle a eu cinq enfants:
grossesses normales et à terme. A cinquante ans, son ventre,
dit-elle, a grossi sans cause apparente. Elle est venue a
l'hôpital; on l'a ponctionnée, et, depuis, jamais le liquide
ne s'est reproduit. Jusqu'à l'âge de soixante-sept ans, elle a
toujours joui d'une bonne santé. C'est à cette époque qu'a
débuté le diabète pour lequel elle entre à l'hôpital. Ce diabète
commence par de la fatigue, de la polydypsie et de la polyphagie. On analyse ses urines, et on trouve quantité de sucre,
sur laquelle elle ne peut nous fixer.

On la soigne dans divers services de l'hôpital, et elle subit,
de ce fait, diverses phases d'améliorations et d'aggravation.
Entre autres particularités, signalons des crises de diarrhée
rebelle que nous retrouverons tout à l'heure.

Elle entre salle 4, amaigrie, très fatiguée. Polydypsie et
polyphagie intense. La langue est sèche. Elle a de la diarrhée. Elle ne tousse que très peu. L'auscultation des pou-
mons les montre en bon état.

Le cœur semble fléchir légèrement et révéler l'existence de
myocardite scléreuse au début.

Le système nerveux est indemne, le système artériel de
même.

Quant au foie ,il est normal.

Aucun signe de tumeur abdominale.

Pas de phénomènes bulbaires respiratoires ou cardiaques.

Urines :

Volume remis au laboratoire............ 1 l. 400
    —   des vingt-quatre heures......... 2 l. 300

Caractères généraux :

Densité à + 15°.............	1,030
Réaction	acide.
Couleur	jaune.
Aspect....................	trouble.
Sédiment..................	faible.

Eléments normaux :

Urée......................	6 gr. 70
Acide phosphorique.........	0,56 cent.
Chlorure de sodium.........	3 gr. 10

Eléments anormaux :

Albumine	traces.
Glucose	70 gr.
Pigments biliaires...........	néant.

Examen microscopique du sédiment : *Néant.*

Notons, dans cette analyse, la grande quantité de sucre.
En dehors de cela, existence d'une diarrhée presque incoercible mais non graisseuse.

A ce moment, on pratique l'épreuve du salol avec le perchlorure de fer; elle est positive : le diabète semble pancréatique.

Examen du sang : hyperglycémie.

Nous donnons, sans autre traitement, 10 centicubes de suc intestinal, et huit jours après, le Dr Lemaire examine les urines :

Volume remis au laboratoire.............	2 l. 300
— des vingt-quatre heures.........	*id.*

Caractères généraux :

Densité..................	1,030
Réaction	acide.
Couleur	jaune paille.
Aspect	trouble.
Sédiment.......... ..	faible.

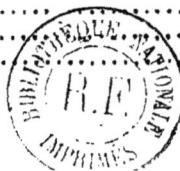

Eléments normaux :

Urée .... 6 gr. 90
Acide phosphorique.......... 1,36
Chlorure de sodium.......... 4,80

Eléments anormaux :

Albumine...................... 0,20 cent.
Glucose .... 56 gr. 15
Pigments biliaires............ néant.

Examen microscopique du sédiment : *Néant.*
A noter : l'augmentation de l'urée, de l'acide phosphorique
et surtout des chlorures, et enfin : la diminution du sucre.
Quant à la quantité des urines, elle n'a pas varié.
Huit jours après, même analyse :

Volume remis au laboratoire.... 2 litres.
— des vingt-quatre heures. *id.*

Caractères généraux :

Densité...................... 1,028
Réaction..................... acide.
Couleur .... jaune pâle.
Aspect....................... un peu trouble.
Sédiment..................... faible.

Eléments normaux :

Urée...................... 6 gr. 50
Acide phosphorique......... 0,60
Chlorure de sodium......... 4,40

Eléments anormaux :

Albumine................... 0,20
Glucose 54,60
Pigments biliaires......... néant.
Acétone .... néant.

Examen microscopique du sédiment : *Néant.*

Mêmes constatations : diminution du sucre encore, et
cependant la malade ne suit aucun régime alimentaire anti-
diabétique.

A ce moment, faisons la remarque suivante : la malade avait, disions-nous, de la diarrhée et du météorisme abdominal très marqué. A la suite de l'ingestion du suc intestinal, les digestions se régularisent, le météorisme diminue et la quantité de gaz intestinaux diminue avec lui; la diarrhée cesse à peu près complètement, et la malade reste au repos pendant quinze jours, en ayant chaque jour une selle normale. Au bout de ce temps, comme nous le verrons plus loin, la diarrhée reprend, avec la cessation du suc intestinal, ce qui vient corroborer l'influence favorable sur la digestion de l'extrait acide de muqueuse duodéno-jéjunale.

Le traitement se poursuivant toujours, nouvelle analyse d'urines huit jours après; on trouve :

Sucre...	51 gr. par litre.
Urée...	5,80
Chlorures...	4,60

L'amélioration, comme on le voit, est constante.

Contre-épreuve. — Cessation du traitement opothérapique et analyse d'urine huit jours après : la malade revient avec la même quantité d'urines à 57 grammes de sucre par litre et n'élimine que 2 gr. 70 de chlorures.

La diarrhée reprend presque en même temps que la cessation du traitement.

On redonne du suc intestinal; la diarrhée diminue et avec elle la fétidité des garde-robes, que la malade nous avait fait elle-même remarquer.

Cette malade sort améliorée de l'hôpital, mais encore fatiguée et se plaignant aussi un peu de sa polydypsie et de sa polyphagie.

OBSERVATION III.

Salle 13, lit n° 27.

Malade, âgé de cinquante-neuf ans, entre à l'hôpital, dans le service du professeur Picot, en novembre 1903, pour asthénie généralisée et polydypsie.

Il n'a aucun antécédent héréditaire. Quant à ses antécédents personnels, ils sont excellents, et aussi loin que se

portent ses souvenirs, il ne se souvient pas avoir eu de maladies. C'est un homme qui a toujours pu travailler et gagner
sa vie jusqu'à la date de son entrée à l'hôpital. A ce moment,
il a été pris de lassitude générale, de perte d'appétit et s'est
mis à maigrir rapidement. Il a remarqué qu'il buvait beaucoup, et pour cette raison est venu à l'hôpital. Alors, dans
le service du professeur Picot, on a constaté, avec la présence d'une grande quantité de sucre dans les urines, tous
les signes d'un diabète maigre de Lancereaux.

Il est resté deux mois environ dans ce service et a été
successivement soigné par différents procédés, entre autres
par le pancréas frais. Voici, pendant cet intervalle, dans
quel état chimique ont persisté ses urines :

Volume remis au laboratoire............. 7 l. 200
— des vingt-quatre heures......... *id.*

Caractères généraux :

Densité.................... 1,029
Réaction.................. acide.
Couleur .... jaune.
Aspect .... trouble.
Sédiment.................. faible.

Eléments normaux :

Urée..................... 3 gr. 90
Acide phosphorique.......... 0,34
Chlorure de sodium.......... 3,30

Eléments anormaux :

Albumine................ néant.
Glucose .... 58 gr.
Pigments biliaires........... néant.

Examen microscopique du sédiment : *Néant.*

C'est dans cet état que le malade est entré dans le service du Dr Rondot. Il est très fatigué, tousse et se plaint
d'oppression; l'auscultation fait constater l'existence d'un
foyer de caséification tuberculeuse assez avancé. Malgré
son état, et après un traitement dirigé sur les voies respiratoires, on analyse et on lui donne 10 centicubes de suc

intestinal pendant quinze jours, d'après le mode d'ingestion que nous avons déjà signalé plus haut.

Analyse avant le traitement par le suc, le 16 décembre :

    Volume remis au laboratoire............... ?
        —   des vingt-quatre heures......... 7 l. 200

Caractères généraux :

    Densité à + 15°............... 1,02
    Réaction .... acide.
    Couleur...................... jaune.
    Aspect .... trouble.
    Sédiment..................... faible.

Eléments normaux :

    Urée......................... 5 gr. 10.
    Acide phosphorique.......... 0,10.
    Chlorure de sodium .... 3 gr.

Eléments anormaux :

    Albumine..................... néant.
    Glucose .... 63 gr.
    Pigments biliaires........... néant.

Examen microscopique du sédiment : *Néant.*

Le 31 décembre, quinze jours après le début du traitement, on fait analyser les urines; il n'y a pas eu beaucoup d'amélioration au point de vue des signes fonctionnels; d'ailleurs, les progrès de la tuberculose pulmonaire voilent tout le reste.

    Volume remis au laboratoire............. 7 litres.
        —   des vingt-quatre heures......... *id.*

Caractères généraux :

    Densité à + 15°............... 1,029
    Réaction .... acide.
    Couleur .... jaune clair.
    Aspect....................... limpide.
    Sédiment..................... Nul.

Eléments normaux :

Urée......................	4 grammes.
Acide phosphorique..........	0 gr. 40
Chlorure de sodium..........	3,90

Eléments anormaux :

Albumine...................	néant.
Glucose....................	48 gr. 76
Pigments biliaires...........	néant.

On voit par là· la modification assez considérable qu'ont subie les urines dans leurs caractères macroscopiques et surtout dans leur composition chimique.

Mais la tuberculose subit toujours des modifications extrêmement rapides; on interrompt le traitement, et le malade succombe aux progrès de la cachexie bacillaire.

OBSERVATION IV.

Malade étudiée dans le service de M. le Dr Bouvet.

Antécédents héréditaires. — Rien à signaler.

Antécédents personnels. — Cette·femme a eu une pleurésie à l'âge de quinze ans. Elle en a très bien guéri. Depuis cette époque, elle a été sujette aux migraines et on a trouvé fréquemment du sable dans ses urines.

Son diabète remonte à deux ans environ; il est survenu insidieusement, et dès les premiers temps elle a eu à peu près 45 grammes de glucose par litre.

En août 1902, on lui a amputé la cuisse pour gangrène des extrémités.

Epreuve du salol négative : cette malade n'a pas les attributs d'un diabète pancréatique.

Prise de sang montre hyperglycémie.

Le 15 décembre 1903, nous lui donnons, à l'exclusion de tout autre médicament, du suc intestinal : 10 centicubes.

Analyse des urines avant l'essai, le 15 décembre :

Volume remis au laboratoire.............	750 gr.
— des vingt-quatre heures...........	?

Caractères généraux :

Densité..................... 1,018
Réaction................... acide.
Couleur................... jaune.
Aspect.................... trouble.
Sédiment.................. assez abondant.

Eléments normaux :

Urée .... 10 gr. 20
Acide phosphorique 0,68
Chlorure de sodium 3,30

Eléments anormaux :

Albumine .... 1 gr. 50
Glucose 20,50
Pigments biliaires........... néant.
Absence d'acétone.

Examen microscopique du sédiment : leucocytes.
Analyse des urines dix jours après l'institution du traitement :

Volume remis au laboratoire.... 2 l. 500
— des vingt-quatre heures. 3 litres.

Caractères généraux :

Densité................... 1,018
Réaction................... acide.

Eléments normaux :

Urée .... 8 gr. 50
Acide phosphorique 0,70
Chlorure de sodium 5,80

Eléments anormaux :

Albumine................... 1,30
Glucose.................... 23
Pigments biliaires........... néant.

Examen microscopique du sédiment nombreux leucocytes.

Nous remarquons ici que l'urée a diminué dans une proportion assez appréciable, et que la quantité de sucre s'est amplifiée.

Un seul progrès est à noter du côté de l'albumine, qui, de 1 gr. 50 est passée à 20 centigrammes.

En interrogeant la malade, elle nous dit simplement qu'elle urine moins fréquemment et que, de ce côté, l'amélioration est assez marquée.

Quant à ses digestions, son tube intestinal fonctionne très bien et très régulièrement.

Contre-épreuve. — Suppression du suc intestinal.

Analyse d'urine huit jours après :

Volume remis au laboratoire.... 2,000
—   des vingt-quatre heures.   2,500

Eléments normaux :

Urée........................... 12 gr.
Acide phosphorique............ 1,80
Chlorure de sodium............ 6,50

Eléments anormaux :

Albumine .... 1 gr. 30
Glucose .... 23 gr.
Pigments biliaires............ néant.

Examen microscopique du sédiment : nombreux globules de pus.

Ici, l'urée a augmenté, le sucre est redescendu à son taux primitif : donc, dans cette observation, l'effet du suc intestinal, au lieu d'être favorable, paraît, au contraire, avoir augmenté un peu la glycosurie.

OBSERVATION V.

Malade, âgée de vingt-trois ans, prise dans le service de M. le professeur Arnozan, salle 5, lit 17, et l'observation due à l'obligeance de son interne, M. Ducos.

Père et mère morts.

Pas de diabète chez les ascendants directs; cependant, paraît-il, elle a eu un oncle diabétique.

Obésité dans la famille.

Antécédents personnels. — Fluxion de poitrine, fièvre typhoïde et scarlatine en bas âge. A quatorze ans, adénophlegmon sous-maxillaire, d'origine bacillaire probablement. Menstruation irrégulière et maux d'estomac, migraines et coliques fréquentes.

A quinze ans, elle commence à grossir, et, à la suite de revers de famille, elle se plaint de palpitations et de faiblesse.

Elle entre à l'hôpital après une irido-choroïdite. On y fait le diagnostic de diabète, et de diabète non pancréatique.

Après avoir suivi pendant quelque temps un régime anti-diabétique qui l'a améliorée, nous lui donnons, en dehors de tout traitement, 10 centicubes de suc intestinal.

Analyse avant :

Volume remis au laboratoire.....	2 litres.
— des vingt-quatre heures .	3 —

Caractères généraux :

Densité......................	1,025
Réaction.....................	acide.
Couleur......................	jaune pâle.
Aspect.......................	trouble.
Sédiment.....................	faible.

Eléments normaux :

Urée	15 gr. 80
Acide phosphorique..........	0,78
Chlorure de sodium	7,60

Eléments anormaux :

Albumine	traces.
Glucose	31 gr.
Pigments biliaires...........	néant.
Absence d'acétone.	

Examen microscopique du sédiment : *Néant.*

Quinze jours après le début du traitement, la malade nous dit qu'elle ne trouve pas beaucoup de changement et qu'elle est toujours assez lasse.

Analyse des·urines à ce moment :

Volume remis au laboratoire .... 3 l. 700
— des vingt-quatre heures.   id.

Eléments normaux :

Urée........................ 11 gr.
Acide phosphorique.......... 0,72
Chlorure de sodium.......... 7,70

Caractères généraux :

Densité à + 15°.............. 1,022
Réaction..................... Acide.
Couleur .... jaune pâle.
Aspect....................... trouble.
Sédiment..................... très faible.

Elémcnts anormaux :

Albumine..................... traces.
Glucose...................... 37 gr. 90
Pigments biliaires........... néant.

Examen microscopique du sédiment : leucocytes, cellules épithéliales.

Comme dans la précédente analyse, nous y voyons : diminution de la quantité d'urée et augmentation du sucre urinaire, ce qui concorde plutôt avec une aggravation.

Nous arrêtons là l'expérience.

La contre-épreuve n'a pu être faite, car la malade a suivi immédiatement un autre traitement.

Chez ces cinq diabétiques, nous avons recherché l'état du sang après l'emploi du suc.

Le procédé qu'a employé M. Lemaire ne lui a pas permis de constater de différence notable avec l'hyperglycémie notée avant l'emploi du suc.

Telles sont les cinq observations de diabétiques que nous avons pu suivre, et le résultat du traitement que nous avons dirigé contre cette affection.

Parmi les cinq malades observés, trois d'entre eux

étaient atteints du diabète pancréatique de Lancereaux (maigreur rapide du sujet, dédoublement du salol, précocité des troubles gastro-intestinaux) et les deux autres du diabète arthritique gras.

Chez les trois premiers, quoique venus dans le service du D' Rondot à un état très avancé de leur diabète ou présentant (deux d'entre eux) de la tuberculose pulmonaire qui les a emportés, le suc intestinal a eu un effet plutôt favorable, et cet effet, si nous l'avons signalé à propos de la diminution de glucose et de l'augmentation de l'urée et des chlorures, a surtout eu une action presque élective sur les troubles intestinaux (diarrhée, fétidité des selles, météorisme) que présentaient les malades en question, tous **phénomènes qui** viennent s'ajouter à ceux sur lesquels Hallion et Henriquez se sont basés pour affirmer dans quelques états morbides l'insuffisante production de sécrétine.

Ici donc, si nous avons eu une amélioration, peut-être serait-il possible que le suc intestinal ait augmenté la production de sécrétine, qui, comme nous l'avons montré au début de ce travail (d'après les mêmes auteurs), agit d'une façon directe sur la sécrétion pancréatique. Or, le diabète pancréatique est symptomatique des lésions du pancréas (pancréatite, dégénérescence, etc.), glande qui, sous l'influence d'un médicament opothérapique, semblable à celui que nous avons essayé, est capable de subir une poussée, une excitation et de montrer une activité plus grande dans ses excrétions et ses sécrétions, enfin, par là, de donner en partie l'amélioration des troubles que nous avons signalés.

Dans les deux autres cas de diabète traités, diabète dit essentiel, qui paraissaient en rapport avec les diverses manifestations de l'arthritisme, nous n'avons eu aucune amélioration, et ceci pourrait bien s'expliquer par ce fait que, si l'on s'en rapporte aux idées de Bouchard qui attribue cette affection à une perversion générale des actes nutritifs, il n'y aurait pas ici de lésion bien localisée, comme dans un diabète dont la cause, siégeant dans le pancréas, provoque une série de troubles dépendant de lui; et par conséquent une médication comme celle du suc intestinal, qui agit sur l'intestin et sur les glandes afférentes, ne peut guère avoir d'effet sur un état morbide dû à un ralentissement général de la nutrition.

Nous avons, de plus, essayé le suc intestinal dans un cas de tuberculose intestinale. C'est une malade du service du Dr Rondot. Elle est âgée de cinquante-neuf ans et se trouve salle 4, lit n° 16, depuis deux ans.

Antécédents héréditaires. — Père mort d'accident; mère morte de métrorragies. Une sœur bien portante.

Antécédents personnels. — Toujours en bonne santé. Menstruation régulière. Pas de bronchite dans l'enfance. Pas de maladies infectieuses. Pas de grossesses. Pas de fausses couches. Pas de syphilis.

Elle entre à l'hôpital en 1902 pour des phénomènes aigus survenus à la suite d'une grippe. La grippe ne guérit pas; elle tousse et crache; puis l'on assiste à l'évolution d'une tuberculose pulmonaire tendant à la sclérose.

Il y a un an : diarrhée, douleurs abdominales, météorisme et quelques stries sanguinolentes dans les selles. Tuberculose intestinale. Bientôt, elle a des crises de diarrhée qui durent huit, dix, douze jours, et qui sont à peu près incoercibles. On a employé successivement : opium, élixir parégorique, bismuth, tannigène, régimes divers, etc., toutes ces préparations ont eu un effet pendant quelques heures, et puis le flux reprend.

En avril 1904 ,nous donnons, à l'exclusion de tout autre chose, 10 centicubes de suc intestinal; la diarrhée s'arrête deux jours après; le météorisme diminue; la malade se trouve mieux. L'amélioration persiste pendant huit jours environ; puis une nouvelle crise apparaît, et on double alors la dose (20 centicubes) : la diarrhée cesse de nouveau et ne se montre que dix jours après. Et c'est ainsi que depuis quatre mois à peu près la malade prend du suc intestinal pour diminuer la fréquence des selles. L'intestin, chez elle, obéit au suc intestinal. De temps à autre, la diarrhée réapparaît un jour ou deux jours, mais dure moins, puisqu'autrefois elle la gardait huit ou dix jours.

Quant à la fétidité des garde-robes, elle est atténuée.

Elle n'a jamais d'hémorragie intestinale.

Si cette malade n'est pas guérie, son état est tout au moins stationnaire, sinon amélioré, et de toute façon les symptômes de lientérie, de fétidité, etc., tous incommodants pour elle et ses voisins, sont atténués.

Nous regrettons de ne pouvoir donner que cette seule histoire clinique de tuberculose intestinale, car il serait intéressant de suivre l'effet du suc intestinal dans d'autres cas du même genre.

Nous croyons toutefois pouvoir dire que le suc intestinal, si tenté que l'on soit parfois de jeter un discrédit sur certaines méthodes opothérapiques, est une préparation utile et qui peut produire des résultats encourageants. Il est bien évident que ces quelques cas sont peut-être insuffisants pour éclairer le mode d'action du suc dans le diabète et la tuberculose intestinale; en ce qui concerne la tuberculose intestinale, nous n'avons, en effet, qu'une observation, et quant aux diabétiques ils étaient presque tous, sinon à la période terminale, du moins dans une situation si précaire que l'amélioration obtenue chez quelques-uns en a certainement été moins nette. En tout cas, les bienfaits qu'ils ont retirés de leur cure nous semblent assez clairs et reposant sur assez de faits (puisqu'il s'agit de chiffres et d'analyses) pour penser qu'ils sont dus au suc lui-même d'abord,

et ensuite qu'il y a lieu de ne pas laisser cette médication dans l'ombre, de l'essayer encore et de la consi-
dérer comme pouvant devenir, dans certains cas, un
auxiliaire des autres produits jusqu'ici employés. Donc,
d'après ce petit travail, nous ne voulons certainement
pas dire que le suc duodéno-jéjunal est le remède cura-
teur du diabète et de la tuberculose intestinale; bien
loin de là; nous désirons seulement appeler l'attention
sur lui et montrer qu'il peut être un adjuvant utile
dans ces affections-là, même dans d'autres encore, se
rapportant directement ou indirectement à l'intestin,
et qu'en tout cas son emploi semble devoir, d'après
ces quelques observations que nous avons relatées,
venir confirmer les vues nouvelles jetées sur la physiologie duodéno-jéjunale et sur la sécrétine par Henriquez et Hallion.

CONCLUSIONS

Le suc acide intestinal, à la dose de 10 centicubes
ou de 20 centicubes, pris comme il a été dit plus haut,
paraît :

1° Améliorer le diabète dit « pancréatique de Lancereaux » : diminution du sucre, augmentation de l'urée
et des chlorures, et surtout sédation des troubles gastro-intestinaux.

Pas de diminution de la polyurie.

2° La tuberculose intestinale : diminution de diarrhée, météorisme, etc.

3° Mais il semble sans action sur le diabète non symptomatique dit « essentiel ».

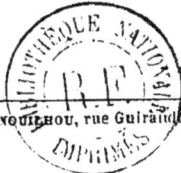

Bordeaux. — Imp. G. Gounouilhou, rue Guiraude, 11.

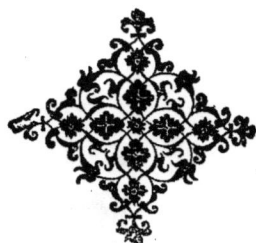

www.ingramcontent.com/pod-product-compliance
Lightning Source LLC
Chambersburg PA
CBHW031416220326
41520CB00057B/4347